Paleo

Recetario de la dieta paleo

(Libro de Dieta Paleo para Principiantes)

Vincente Vidal

TÉRMINOS Y CONDICIONES

Ninguna parte de este libro se debería transmitir o reproducir de cualquier manera, incluso en forma electrónica, impresa, a través de fotocopias, escaneado, grabación o en forma mecánica, sin el permiso previo y por escrito del autor. Toda la información y todas las ideas y directrices son para propósitos educativos solamente. El autor ha intentado garantizar la mayor precisión del contenido de este libro, y los lectores deben seguir las instrucciones a su propio riesgo. El autor de este libro no puede ser considerado responsable de cualesquier daños incidentales, personales o de naturaleza comercial provocados por una distorsión de la información que se incluye en el libro. Alentamos a los lectores a buscar ayuda profesional cuando sea necesario.

Índice

Capítulo 1

¿Quisieras perder peso? Casi el 60% de la población en EU se considera que tiene sobre peso, asombrosa estadística. Parece que siempre hay una nueva dieta de moda que promete poner fin a sus problemas de peso.

Este libro de Dieta Paleo ha existido desde hace un tiempo, puede que conozcas a algunas personas que lo han probado. El concepto de "comer como hombre de las cavernas". Para los paladares más estrictos puede ser un reto, pero básicamente se reduce a eliminar cualquier alimento procesado o pre-envasado y concentrarse en comer "comida real". Mucho de lo que consumimos en nuestra dieta moderna no es comida, sino simplemente alimentos como productos y esto es lo que contribuye a nuestra salud miserable y expansión de cintura.

Así que, ¿de qué se trata la Dieta Paleo?

La dieta Paleo es una de las pocas dietas que es lenta pero segura que ha ganado aceptación alrededor del mundo. Su éxito puede atribuirse a su dieta unica apropiada con lo mejor para el consumo. Los fundamentos básicos de esta dieta son encontrados en la Era Paleolítica o más comúnmente conocida como la era de Piedra. La idea detrás de la dieta es que nuestros ancestros, hombre de las cavernas, son uno de los seres humanos que están en buena condición física.

El secreto detrás de la habilidad del hombre de las cavernas es la fuente de nutrientes y energía. Durante esos tiempos ancestrales, la dieta del hombre de las cavernas que consiste primordialmente en todos los alimentos naturales. Estos alimentos no han sido proce

Cupcakes de omelette perfectos

Ingredientes:

- 15 gr. de grasa para cocinar

- Aproximadamente 2 ½ cucharadas de mayonesa

- 1 pimiento verde

- Aproximadamente 1 ½ cucharada de aceite de oliva

- 5 - 6 huevos

- 35 ml. de agua

- 75 gr. de carne molida

- Una pizca de sal y pimienta

Preparación:

- En primer lugar, asegúrese de contar con todos los ingredientes.

Precaliente el horno a fuego entre medio y fuerte.

- Unte 6 moldes para cupcakes con la grasa para cocinar.

- Precaliente una cacerola a fuego medio y vierta un poco de aceite.

- Este paso es importante. Cocine la carne molida hasta que se dore, durante aproximadamente 15 minutos.

- Lave el pimiento verde y córtelo en cubos.

- Bata los huevos en un recipiente y luego agregue la carne cocida, el pimiento en cubos, la sal y la pimienta.

- Mezcle bien.

- Sólo resta un último paso. Coloque la mezcla en los moldes para cupcakes y hornee durante 20 minutos.

- Por último deje enfriar los cupcakes y sirva.

Tiempo de preparación: 45 minutos

Porciones: 7 porciones

Divertidos huevos horneados con espinaca bebé

Ingredientes:

- 3 a 4 huevos grandes

- Aceite en aerosol

- 1 - 1 ½ libra (aprox. 680 gr.) de espinaca bebé (retire los tallos grandes)

- 2 cucharaditas de aceite de oliva

- Aproximadamente 2 ½ cucharadas de queso asiago rallado

- Sal y pimienta a gusto

- 1/4 a 1/2 taza de chalotes cortados en trozos pequeños

Preparación:

- En primer lugar, asegúrese de contar con todos los ingredientes. Precaliente el horno a entre 400 grados Fahrenheit. Rocíe apenas cuatro platos aptos para horno con aceite en aerosol.

- Caliente una sartén grande a fuego entre medio y bajo.

- Vierta el aceite y cocine los chalotes durante 5 minutos.

- Este paso es importante. Agregue la espinaca, condimente con sal y pimienta y cocine bien durante 5 minutos, o hasta que la espinaca se ablande.

- Agregue el queso y retire la sartén del fuego.

- Luego reparta la espinaca cocida en los platos aptos para horno. Haga un hueco en el medio de cada plato.

- Sólo resta un último paso. Rompa un huevo en cada plato y condimente con sal y pimienta.

- Por último coloque los platos en una fuente de horno y cocine durante 15 minutos, o hasta que las yemas estén suaves en el centro pero firmes alrededor de los bordes y las claras estén cocidas.

Información nutricional por porción:

Calorías: 150

Proteínas: 12 gr.

Grasas totales: 9 gr.

Carbohidratos: 7,5 gr.

Magnífica ensalada de atún y frutas

Ingredientes:

- Aproximadamente 1 cucharada de jugo de limón

- 1 planta de lechuga (tipo Boston)

- 50 ml. de mayonesa

- Aproximadamente 70 gr. de nueces

- 1 a 2 latas de atún

- 2 manzanas rojas

- Una pizca de sal y pimienta

- 1 naranja

Preparación:

- En primer lugar, asegúrese de contar con todos los

ingredientes. Lave la naranja, las manzanas y la lechuga y luego séquelas con toallas de papel.

- Pique la lechuga. Pique las nueces.

- Este paso es importante. Retire el corazón de las manzanas y córtelas en rebanadas.

- Pele la naranja, sepárela en gajos y luego corte cada gajo por la mitad.

- Mezcle el jugo de limón, la mayonesa, la sal y la pimienta para aderezar la ensalada.

- Sólo resta un último paso. Coloque la lechuga, el atún en lata, las naranjas y las manzanas en una ensaladera. Vierta por encima el aderezo y mezcle.

- Por último sirva la ensalada en cada plato y agregue nueces picadas.

Tiempo de preparación: 15 minutos

Porciones: 5 porciones

Albóndigas de carne de res sabrosas y legendarias

Ingredientes:

- Aproximadamente 1 cucharadita de pimienta negra molida

- 1 a 2 cucharadas de pasta de tomate

- 1 a 2 cucharadas de mostaza

- Aproximadamente 1 ½ cucharada de harina de coco

- 1 libra (aprox. 400 gr.) de carne de res molida

- ½ cucharadita de sal marina

- 1/4 a 1/2 cucharadita de bicarbonato de sodio

- 1 huevo grande

- 1 chalote (picado)

Preparación:

- En primer lugar, asegúrese de contar con todos los ingredientes. Pique el chalote. Mezcle la carne molida, el huevo y el chalote.

- Agregue la pasta de tomate, la harina de coco, la mostaza, la sal y la pimienta y el bicarbonato de sodio.

- Este paso es importante. Cubra una fuente de horno con papel encerado.

- Arme las albóndigas utilizando alrededor de 1/4 taza de mezcla por albóndiga. Luego colóquelas en la fuente de horno.

- Sólo resta un último paso. Coloque la fuente en el horno y cocine durante 30 minutos a una temperatura de entre 340 y 350 grados Fahrenheit.

- Por último sírvalas con salsa marinara sobre fideos de calabaza espagueti o de zucchini.

Delicioso y emblemático guisado de salchicha y huevo

Ingredientes:

- Aceite en aerosol

- Aproximadamente 2 a 2 ½ dientes de ajo (picados)

- Pimienta negra a gusto

- 10 a 11 onzas (aproximadamente 340 gr.) de salchicha, cocida y cortada en rodajas

- Aproximadamente 1 ½ cabeza de brócoli, las flores separadas

- Una pizca de sal marina

- 9 a 10 huevos batidos

Preparación:

- En primer lugar, asegúrese de contar con todos los ingredientes. Rocíe su olla de cocción lenta con el aceite en aerosol y luego arme una capa con la mitad de las flores de brócoli.

- Agregue una capa de salchichas y luego la mitad de los huevos batidos, una pizca de sal y un poco de pimienta negra.

- Agregue el ajo, el resto de brócoli, el resto de salchichas y arriba lo que queda de huevo batido.

- Sólo resta un último paso. Tape la olla y cocine a fuego bajo durante 5 horas.

- Por último espere que la preparación se enfríe, córtela en porciones y sirva.

Tiempo de preparación: 20 minutos

Tiempo de cocción: 5 horas

Porciones: 6 a 7

Información nutricional:

Carbohidratos: 5 gr.

Fibra: 4 gr.

Calorías: 190

Proteínas: 2 gr.

Grasas: 3 gr.

Delicioso chile poblano relleno de camarones y queso

Ingredientes:

- Aproximadamente 3 a 3 ½ cucharadas de aceite de coco o aceite de oliva.

- ½ a 1 taza de cebollines (cebolla de verdeo) picados

- 2 pimientos cortados en rodajas

- 2 libras (aprox. 800 gramos) de camarones precocidos de tamaño mediano

- Dientes de ajo picados

- 1 a 2 chiles poblanos cortados en rodajas (sin semillas)

- Sal y pimienta a gusto

Preparación:

- En primer lugar, asegúrese de contar con todos los ingredientes. Caliente una sartén mediana o grande a fuego medio y luego agregue el aceite.

- Añada el chile poblano y déjelo cocinar bien durante aproximadamente 10 a 15 minutos o hasta que empiece a dorarse.

- Agregue el ajo y cocine unos segundos.

- Sólo resta un último paso. Agregue los camarones y cocine bien durante 5 minutos o hasta que la preparación esté caliente.

- Por último condimente con sal y pimienta y sirva.

Tiempo de preparación: 5 minutos

Tiempo de cocción: 10 minutos

Porciones: 2 a 3

Información nutricional:

Grasas por porción: 9 gr.

Calorías por porción: 170 gr.

Carbohidratos netos por porción: 8 gr.

Proteínas por porción: 20 gr.

Omelette Legendario con Aguacate y Pico de Gallo

Ingredientes:

- Aguacate 25 a 30 gramos, rebanado
- Sal y pimienta al gusto
- Aceite en aerosol
- Pico de gallo – aproximadamente 2 a 2½ cucharadas
- 1 huevo grande
- Clara de huevo – 1 grande

Instrucciones:

1. Antes que nada, asegúrate de tener todos los ingredientes a la mano.En un tazón pequeño o quizá mediano, bate el huevo junto con la clara de huevo.
2. Sazona con sal 5 a 6 pimienta.

3.   Este paso es importante.Calienta una sartén antiadherente a fuego medio, y rocía con el aceite en aerosol.

4.   Vierte los huevos y cocina bien durante 5 minutos, o hasta que estén cocinados.

5.   Solo queda una cosa por hacer.Transfiérelo a un plato.

6.   Finalmente, pon encima un poco de pico de gallo y aguacate, y ¡disfruta!

Información nutricional por porción:

Carbohidratos: 4g

Proteína: 11.5g

Grasas totales: 9.2g

Calorías: 140

Omelette Cremoso con Compota de Manzana

Ingredientes:

- Aproximadamente 1/2 a 3/4 cucharadita de canela
- ½ manzana, o 2 cucharadas de compota de manzana
- 4 huevos
- Aproximadamente ½ salpicada de vainilla
- 2 fresas

Instrucciones:

1. Antes que nada, asegúrate de tener todos los ingredientes a la mano.Si no tienes compota, toma ½ manzana, saca el corazón y la piel, y pásala por un rallador fino para obtener la compota.
2. Limpia y rebana las fresas.

3. Este paso es importante.Precalienta la sartén a fuego medio.

4. Casca los huevos en un tazón, añade la canela y vainilla, bate bien.

5. Vacía la mezcla en la sartén, cocina bien (3 a 5 minutos) hasta que esté casi listo, voltea.

6. Solo queda una cosa por hacer.Cocina bien durante otros 5 minutos, y transfiere a un plato.

7. Finalmente, distribuye la compota en una mitad del omelette, añade las fresas rebanadas, dobla a la mitad, y corta para obtener 2 porciones.

Tiempo de cocinado: 15 minutos

Obtienes: 3 porciones

Los Mejores Medallones de Pavo para el Desayuno

Ingredientes:

- 1 diente de ajo grande, picado
- Sal kosher y pimienta negra al gusto
- Semillas de hinojo – aproximadamente 1½ cucharadas
- Cebollín picado – 1 cucharada
- Aceite de olivo – aproximadamente 1 a 1½ cucharada
- 1 pizca de azúcar
- 1 cebolla pequeña, picada fino
- 1 pizca de nuez moscada
- Paprika – ¾ a 1 cucharada
- Carne magra de pavo picada – 1/5 kg93%
- Vinagre de vino tinto – 1 cucharada
- Aceite en aerosol

Instrucciones:

1. Antes que nada, asegúrate de tener todos los ingredientes a la mano.Calienta una sartén mediana a fuego medio-bajo.
2. Añade el aceite, ajo, y cebolla.
3. Cocina revolviendo hasta que la cebolla se vea traslúcida, unos 8 a 8 minutos. Si es necesario, reduce la flama.
4. Agrega las semillas de hinojo, cocina bien unos 4 minutos más, o hasta que se vea tostado y suelte aroma.
5. Este paso es importante. Transfiere la mezcla a un tazón mediano.
6. Agrega el azúcar, cebollín, nuez moscada, paprika, vinagre de vino, y pavo picado al tazón con la mezcla de cebolla e hinojo.
7. Con un tenedor, mezcla todo muy bien.

8. Haz 6 tortitas homogéneas y colócalas en papel para hornear.

9. Rocía una sartén con aceite en aerosol y coloca a fuego medio-bajo.

10. Dora las tortitas de pavo en la sartén caliente, en 2 tandas.

11. Cocina 5 minutos de cada lado.

12. Cuando las tortitas tengan una costra dorada en cada lado, cubre la sartén y baja el fuego.

13. Solo queda una cosa por hacer. Continúa cocinando bien hasta que la temperatura interna marque 60 o 75 °C.

14. Finalmente, retira, y cocina la segunda tanda.

Información nutricional por porción:

Proteína: 18g

Carbohidratos: 3.5g

Grasas totales: 5g

Calorías: 130

Ensalada Fantástica de Huevo y Tocino

Ingredientes:

- 1/3 a 1/2 taza de perejil picado
- 1 zanahoria
- 1 cebolla morada
- 100 200g setas
- 2 lonchas de tocino
- Aproximadamente 1 a 1½ cucharadas de aceite de olivo
- 2 huevos

Instrucciones:

1. Antes que nada, asegúrate de tener todos los ingredientes a la mano.Hierve los huevos hasta que queden duros, 15 minutos, pela, y trocea.
2. Quita la grasa a las lonchas de tocino, y pica.
3. Lava y seca bien las setas, rebana.

4. Este paso es importante.Trocea la cebolla y la zanahoria.

5. Calienta una sartén a fuego medio, vierte el aceite, agrega el tocino y cebolla.

6. Fríe por 5 minutos, moviendo.

7. Transfiere al tazón y devuelve la sartén al fuego

8. Pon en la sartén las setas, fríe unos 5 minutos, moviendo.

9. Añádelos al tocino y huevos.

10. Solo queda una cosa por hacer. Añade al tazón la zanahoria, perejil, y huevos.

11. Mezcla todos los ingredientes.

Tiempo de cocinado: 25 minutos

Obtienes: 1 porción

El Mejor Guiso de Boniato y Pollo con Huevos

Ingredientes:

- 1 cebolla mediana, picada
- Cebollín fresco picado – aproximadamente 1½ cucharadas
- Boniato (batata) pelado – 300 gramos, en cubos de 1 cm aprox.
- 3 a 4 huevos grandes
- 1 a 2 cucharadas de tomillo fresco
- Pechuga de pollo de las sobras -- 200 gm, en cubos de 1 cm.
- Ajo en polvo – 1/2 a 3/4 cucharada
- Paprika – 1/2 a 3/4 cucharadita aprox.
- Aceite de olivo –1 cucharada

Instrucciones:

1. Antes que nada, asegúrate de tener todos los ingredientes a la mano.Calienta una sartén adecuada para hornear a fuego medio.

2. Agrega el aceite y las cebollas, cocina bien durante 8 a 10 minutos, o hasta que la cebolla dore.

3. Agrega el boniato, ajo en polvo, paprika, tomillo, pimienta negra, y ¾ a 1 cucharadita de sal.

4. Este paso es importante. Agrega 3 cucharadas de agua, tapa y cocina el boniato a fuego medio-bajo de 8 a 10 minutos o hasta que esté suave por dentro y crujiente por fuera. Revuelve de vez en cuando.

5. Rápidamente añade el pollo a la satén, cocina bien durante unos minutos sin tapar.

6. Forma 4 cavidades en el guiso, y casca un huevo en cada una.

7. Sazona con sal 6 pimienta, tapa.

8. Solo queda una cosa por hacer.Cocina bien de 8 a 10 minutos más o hasta que las claras estén firmes y las yemas líquidas.

9. Finalmente, salpica hierbas frescas.

Información nutricional por porción:

Calorías: 260

Proteína: 20 g

Grasas totales: 15 g

Carbohidratos: 17 g

Asombrosos Muffins de Mora Azul

Ingredientes:

- 3/4 a 1 taza de arándanos (moras) azules, frescos o congelados
- 1/4 cucharita de sal
- Aproximadamente ½ cucharada de vainilla
- 2 huevos
- 1/3 a 1/2 taza de leche de coco
- 1 cucharadita de harina de coco
- 3 cucharadas de canela
- Aproximadamente ½ cucharadita de bicarbonato de sodio
- 1/4 a 1/2 taza de aceite de coco
- ½ taza de miel de maple
- 1 a 2 tazas de harina de almendra

Instrucciones:

1. Antes que nada, asegúrate de tener todos los ingredientes a la mano. Precalienta el horno a unos 160 °C

2. Ahora, cubre un molde para muffins y unta con el aceite de coco

3. Combina las harinas, sal, y bicarbonato en un tazón.

4. Este paso es importante.Agrega los huevos, miel de maple, aceite de coco, leche de coco, y vainilla, y mezcla bien.

5. Incorpora suavemente las moras y canela, mezclando de forma envolvente, cuidando de no "envolver" más de 9 a 10 veces.

6. Solo queda una cosa por hacer.Vierte en las cavidades del molde y salpica un poco más de canela (opcional)

7. Finalmente, hornea de 25 minutos, deja enfriar. ¡Ahora, disfruta!

Elegante ensalada de langostino y aguacate

Ingredientes:

- Aceite de oliva – 50 mililitros.
- Cilantro cortado en juliana – 4 cucharadas
- Salsa picante – 2 cucharaditas
- Aguacate – 2
- Naranja – 2
- Menta picada – 2 cucharadas
- Grasa comestible– 2 cucharadas
- Langostinos grandes – 20
- Sal y pimienta – 1 pizca
- Tomates cherry – 80 gramos
- Cebolla – ½ a 1
- Orégano – 1 pizca
- Jugo de lima – 3 a 4 cucharadas

Preparación:

1. En primer lugar, asegúrate de tener todos los ingredientes disponibles. Pre calienta una sartén con grill a fuego máximo y coloca la grasa comestible.

2. Lava los langostinos, sácale la piel y las venas.

3. Mezcla el aceite de oliva, el jugo de lima, la salsa picante y menta en un recipiente profundo.

4. Sumerge los langostinos en la mezcla y colócalos en la sartén con grill.

5. Este paso es importante. Fríe por unos 3 a 5 minutos de cada lado.

6. Luego, lava los cacahuates, naranjas y tomates. Sécalos con toallas de papel.

7. Corta los tomates a la mitad, los cacahuates en gajos, y las naranjas en tiras.

8. Ahora corta la cebolla en juliana y ponla en el recipiente con la mezcla junto con las naranjas, tomates, aguacates, cilantro y orégano.

9. Una cosa queda por hacer ahora. Mezcla bien y pon en platos.

10. Finalmente, agrega los langostinos grillados a los platos.

Te tomará: 12 a 15 minutos

Obtienes: 6 porciones

Únicos tacos envueltos de lechuga y pavo

Ingredientes:

- Sal – 1 cucharadita
- Chile en polvo – 2 cucharadita
- Salsa de tomate – 1 lata
- Pimentón – 1 cucharadita
- Ajo en polvo – 1 cucharada
- Agua – ¾ de taza
- Cebolla pequeña picada – 1/2 a 3/4
- Pimiento morrón picado – 2 cucharadas
- Pavo magro molido – 500 gramos. 93%
- Queso cheddar rallado reducido en grasa– ½ taza (opcional)
- Comino – 1 cucharada
- Hojas de lechuga tipo Iceberg o repollada – 7 a 8 grandes
- Orégano – 1 cucharadita

Instrucciones:

1. En primer lugar, asegúrate de tener todos los ingredientes disponibles. En una sartén grande, dorar el pavo y trozarlo en pedazos más pequeños.

2. Una vez dorado, agregar los condimentos secos y mezclar bien.
3. Agregar la salsa de tomate, pimiento, agua, cebolla y cubre.
4. Una cosa queda por hacer ahora. Cocer a fuego lento por unos 25 minutos.
5. Finalmente, dividir la carne entre 8 hojas de lechuga y cubre con queso.

Valor nutricional por porción:

Proteína: 25 gramos

Calorías 220

Carbohidratos: 5 gramos

Grasa total: 10 gramos

Delicioso revuelto matutino

Ingredientes:

- Hojas de espinaca cortadas – 25 gramos

- Jamón – 140 gramos
- Camote – 3
- Aceite de coco – 1 cucharada

Instrucciones:

1. En primer lugar, asegúrate de tener todos los ingredientes disponibles. Cocinar los camotes en un horno microondas.
2. Luego, hacer unos huecos en la piel y cocinarlos apropiadamente por unos 5 minutos, luego trozar.
3. Precalentar una sartén a temperatura media, agregar el aceite de coco y los camotes trozados.
4. Este paso es importante. Freír por unos 5 minutos hasta que estén ligeramente tostados.
5. Trozar el jamón y agregar a la sartén.
6. Una cosa queda por hacer. Revolver y cocinar adecuadamente por unos 5 minutos.
7. Finalmente agregar la espinaca trozada, revolver y pasar a los platos.

Te tomará: 20 minutos

Obtienes: 4 porciones

Clásico ceviche de atún enlatado

Ingredientes:

- Aceite de Oliva – 1 cucharaditas
- Atún blanco trozado al agua – 1 lata drenada
- Jalapeño picado – 1
- Limas – 2
- Tomate ciruela sin semilla – 1 mediano y finamente cortado en dados
- Cilantro picado – 2 cucharadas
- Cebolla morada picada – 2 cucharadas
- Aguacate rebanado – 50 gramos
- Sal Kosher y pimienta negra a gusto
- Salsa Tabasco – 3 gotas (opcional)

Instrucciones:

1. En primer lugar, asegúrate de tener todos los ingredientes disponibles. En un recipiente, combinar el aceite de oliva, jugo de una lima, una pizca de sal y la cebolla morada.

2. Ahora mezclar en la salsa Tabasco el jalapeño, tomate, el atún y el cilantro.
3. Probar y ajustar el aderezo.
4. Una cosa queda por hacer. Cubrir y marinar en el refrigerador por 25 minutos mínimo.
5. Finalmente, decorar con las rebanadas de aguacate y servir.

Información nutricional por porción:

Carbohidratos: 8 gramos

Calorías: 150 gramos

Grasa total: 7 gramos

Proteína: 18 gramos

Locas salchichas envueltas en tocino

Ingredientes:

- Aceite de Oliva – 120 mililitros
- Mostaza – 3 cucharadas
- Aceite de coco –100 mililitros
- Huevos – 2
- Salchichas de cerdo – 12
- Jugo de limón – 3 cucharadas
- Lonjas de tocino – 11 a 12
- Sal y pimienta – una pizca

Instrucciones:

1. En primer lugar, asegúrate de tener todos los ingredientes disponibles. Pre calentar el horno a temperatura media. Cubrir la fuente de hornear con pergamino.
2. Envolver las salchichas con las lonjas de tocino y cocinar apropiadamente por unos 8 a 10 minutos en el horno. Luego, voltear y repetir el procedimiento.
3. Este paso es importante. Separar las

yemas de las claras, agregar la mostaza y una cucharadita de jugo de limón. Mezclar con una batidora eléctrica a baja velocidad.

4. Luego, verter aceite de oliva y aceite de coco poco a poco batiendo constantemente.
5. Agregar el resto del juego de limón, sal y pimienta. Mezclar perfectamente.
6. Una cosa queda por hacer. Esparcir el resto de la mostaza sobre las salchichas envueltas, volver a poner en el horno por unos 12 a 15 minutos.
7. Finalmente, enfriar por unos 8 a 10 minutos. Servir con salsa de mayonesa casera.

Te tomará: 45 a 50 minutos

Obtienes: 5 a 6

Encantador pollo californiano grillado con aderezo a la vinagreta

Ingredientes:

- Mango en dados – 1 taza
- Pechuga de pollo grillado – 300 gramos (450 gramos crudo)
- Lechuga morada mantecosa pequeña – 5 a 6 tazas
- Aguacate en dados – 1 taza
- Cebolla morada en dados – 2 tazas

Vinagreta:

- Sal y pimienta fresca a gusto
- Vinagre balsámico blanco – 2 cucharadas
- Aceite de oliva – 2 cucharadas

Instrucciones:

1. En primer lugar, asegúrate de tener todos los ingredientes disponibles. En un recipiente, batir los ingredientes de la vinagreta y dejar descansar.
2. Mezclar la cebolla morada, mango y

pollo con el aguacate.

3. Dividir los germinados en 3 platos.
4. Una cosa queda por hacer. Decorar con aguacate, la mezcla del pollo y rociar la mitad del aderezo.
5. Finalmente, servir el resto del aderezo.

Información nutricional por porción:

Carbohidratos: 11.8 gramos

Calorías: 255

Grasa total: 14 gramos

Proteína: 19 gramos

Titánicos panqueques de calabaza

Ingredientes:

- Extracto de vainilla – 1 cucharadita
- Aceite de coco – 4 cucharadas
- Huevos – 3 a 4
- Especia de pastel de calabaza – 1 cucharadita
- Calabaza enlatada – 55 gramos
- Canela – 1 cucharadita
- Banana – 1
- Bicarbonato de sodio – una pizca

Instrucciones:

1. En primer lugar, asegúrate de tener todos los ingredientes disponibles. Precalentar una sartén a fuego medio, verter 2 cucharadas de aceite de coco.
2. Pisar la banana con un tenedor cuidadosamente, agregar los huevos, calabaza y extracto de vainilla. Revolver.
3. Este paso es importante. Agregar las

especias de pastel de calabaza,
canela y el bicarbonato de sodio.
Combinar bien los ingredientes
hasta obtener una estructura
homogénea.

4. Una cosa queda por hacer. Luego,
agregar el resto del aceite de coco a
la mezcla. Combinar y colocar una
cucharada sobre la sartén.

5. Finalmente, freír por unos 5 minutos
de un lado, revolver y cocinar
adecuadamente del otro lado por
otros 3 a 5 minutos.

Te tomará: 40 minutos

Obtienes: 4 porciones

Magníficas chuletas de cerdo a la parrilla con ensalada de frutas

Ingredientes:

Para las chuletas:

- 4 chuletas de cerdo con hueso de aproximadamente 1½ in (2,5-3,8 cm) de grosor
- 1 cucharadita de comino molido
- 1 a 2 cucharadita de cilantro molido
- 1 cucharadita de pimentón en polvo
- 1 cucharaditas de sal marina

Para la ensalada:

- 1 cucharadita de zumo de lima
- 1 cucharaditas de ralladura de lima

- 1 libra/400 g de frutas con hueso (melocotones, ciruelas, albaricoques, etc.)
- Una pizca de sal marina
- 1/2 a 3/4 cucharadita de chipotle en polvo (o al gusto; esta cantidad le dará un buen grado de picor)

Preparación:

1. Antes que nada, asegúrate de contar con todos los ingredientes. Precalienta la parrilla a fuego medio-alto y saca las chuletas de cerdo de la nevera.

2. Combina el comino, la sal, el cilantro y el pimentón en un tazón pequeño.

3. Cubre las chuletas con las especias, asegurándote de abarcar ambos lados.

4. Este paso es importante. Cocina las chuletas en la parrilla. De 8 a 10 minutos para cada lado o hasta que estén casi completamente cocidas.

5. Si no tienes una parrilla, calienta una sartén grande a fuego medio-alto y agrega tu grasa de cocina preferida (la manteca de cerdo sería una buena opción). Sella las chuletas durante unos 8 a 10 minutos para cada lado o hasta que estén completamente cocidas.

6. Transfiere las chuletas a un plato y cúbrelas con papel de aluminio sin apretar. Déjalas reposar por unos 12 a 15 minutos.

7. Mientras tanto, prepara la ensalada: Corta las frutas en juliana y colócalas en un tazón mediano.

8. Ya casi está listo. Solo queda hacer una cosa más. Incorpora el chipotle en polvo, el zumo de lima, la ralladura y una pizca de sal. Remueve para combinar bien.

9. Finalmente, sirve las chuletas con la ensalada.

Porciones: 3

Tiempo de preparación: 40 minutos

Información nutricional (por porción):

Grasas saturadas: 2.8 g

Proteínas: 22 g

Carbohidratos: 11.5 g

Calorías: 230

Azúcar: 9,5 g

Grasas: 9,6 g

Helado nostálgico de vainilla y coco

Ingredientes:

Base:

- 4 a 4½ cucharadas de extracto de vainilla
- 1 lata de leche de coco
- 3 a 4 yemas de huevo

Sabores:

- Menta: ½ taza de menta finamente picada
- Chocolate: 1/2 a 3/4 taza de chispas de chocolate negro
- Bayas: 1 taza de bayas picadas
- Miel: 3 4 cucharadas de miel cruda
- Cítrico: limón/naranja/ralladura de limón

- Coco: 1/2 a 1 taza de hojuelas de coco
- Nuez: 1/4 a 1/2 de taza de nueces picadas

Preparación:

1. Antes que nada, asegúrate de contar con todos los ingredientes. Vierte un poco de agua en una olla y deja que hierva. Luego reduce el fuego.
2. Coloca un recipiente a prueba de calor encima de la olla (baño maría) y vierte la leche.
3. Agrega el extracto de vainilla y los ingredientes del sabor que deseas. Mantén la mezcla caliente, pero no dejes que hierva.
4. Este paso es importante. Bate las yemas en un tazón aparte y agrega una cucharada de la mezcla de leche mientras bates enérgicamente.

5. Ahora agrega de 3 cucharadas sin dejar de batir.

6. Agrega esta mezcla al recipiente que tiene la leche caliente y remueve constantemente para formar una crema espesa.

7. Luego retira el recipiente del fuego y deja que la mezcla se enfríe.

8. Ya casi está listo. Solo queda hacer una cosa más. Vierte la mezcla en una fuente para horno y ponla a congelar durante 3 horas, pero remuévela cada 35 minutos.

9. Finalmente, retira la mezcla del congelador 15 minutos antes de servir.

Tiempo de cocción: 30 minutos (2 a 3 horas para congelar)

Porciones: 4

Rollos de solomillo perfectos con hinojo y coles de Bruselas

Ingredientes:

Relleno:

- 1/2 a 1 taza de coles de Bruselas, sin la base dura, partidas por la mitad
- 1 a 2 lonchas de beicon cortadas en 4 o 5 trozos grandes
- 1 cucharaditas de romero, salvia y orégano secos
- ½ bulbo de hinojo picado
- 1 a 2 dientes de ajo

Ingredientes adicionales:

- 1 a 2 tazas de coles de Bruselas (¾ lb/340 g), sin la base dura, partidas en cuatro
- 1 cucharaditas de aceite de oliva

- ½ bulbo de hinojo cortado en rodajas gruesas
- 2 a 2½ lb/1,13 kg de filetes de solomillo
- 3 hojas de hinojo
- Sal y pimienta al gusto

Preparación:

1. Antes que nada, asegúrate de contar con todos los ingredientes. Precalienta el horno a aproximadamente 350-360 °F (175 °C).

2. Coloca todos los ingredientes del relleno en un procesador de alimentos.

3. Tritúralos hasta formar una pasta espesa.

4. Ahora espalma (golpea) los filetes con un mazo hasta que tengan aproximadamente ½ pulgada (1,2 cm) de grosor.

5. Este paso es importante. Extiende la mitad del relleno sobre cada filete.

6. Enrolla los filetes y asegúralos con palillos de dientes.

7. Coloca los rollos en una bandeja para horno mediana o grande y espolvorea con sal y pimienta.

8. Mezcla las coles de Bruselas y las rodajas de hinojo en un tazón grande con aceite de oliva, sal y pimienta.

9. Extiende las coles de Bruselas y las rodajas de hinojo alrededor de los rollos de solomillo en la bandeja.

10. Mete la bandeja al horno durante 40 minutos, hasta los filetes estén cocido al nivel deseado y las verduras comiencen a dorarse.

11. Si los filetes ya están listos y las verduras necesitan más tiempo,

retira los filetes de la bandeja y deja que reposen mientras las verduras terminan de cocinarse por unos 8-10 minutos más.

12. Ya casi está listo. Solo queda hacer una cosa más. Deja que los filetes reposen por 8-10 minutos antes de cortarlos.

13. Decora con las hojas de hinojo.

Porciones: 4

Tiempo de preparación: 50 minutos

Información nutricional (por porción):

Grasas saturadas: 8 g

Proteínas: 90 g

Carbohidratos: 11 g

Calorías: 640

Azúcar: 1,5 g

Grasas: 23 g

Graciosos melocotones a la parrilla con canela

Ingredientes:

- 3 melocotones
- Canela molida al gusto
- 2 cucharadas de aceite de coco

Preparación:

1. Antes que nada, asegúrate de contar con todos los ingredientes. Precalienta la parrilla a fuego medio-bajo.
2. Parte por la mitad los melocotones y deshuésalos. Píntalos con aceite de coco por ambos lados.
3. Ya casi está listo. Solo queda hacer una cosa más. Colócalos en la parrilla y cocínalos por 4 a 5 minutos para cada lado.

4. Espolvorea con canela y sirve.

Tiempo de cocción: 15 minutos

Porciones: 5 porciones

Espagueti de calabaza con albóndigas paleo

Ingredientes:

- 1 lata de salsa de tomate (yo usé una lata de 14 onzas)
- 2 ½ cucharadas de aceite de oliva
- Hierbas italianas (orégano, albahaca, tomillo) al gusto (yo usé aproximadamente 2 cucharaditas)
- 4 a 5 dientes de ajo enteros
- 1½ calabaza espagueti mediana
- 1 libra/400 g de salchicha italiana molida
- 1 1/2 a 2 cucharadas de relish de pimientos picantes (opcional)

Preparación:

1. Antes que nada, asegúrate de contar con todos los ingredientes. Asegúrate de usar

una olla de cocción lenta grande de 5 litros para esta receta.

2. Ahora vierte la salsa de tomate, el ajo, el aceite de oliva, el relish de pimientos picantes y las hierbas italianas en la olla de cocción lenta y revuelve bien.

3. Este paso es importante. Corta la calabaza por la mitad y retira las semillas.

4. Coloca las dos mitades de calabaza boca abajo en la olla de cocción lenta.

5. Luego forma albóndigas con la salchicha molida y coloca tantas como puedas en la salsa, alrededor de la calabaza.

6. En mi caso, entraron como media libra de albóndigas.

7. Ya casi está listo. Solo queda hacer una cosa más. Cocine a temperatura alta durante 3 horas

o a temperatura baja durante 5 horas.

8.	Finalmente, usa un tenedor grande para raspar la calabaza y crear tus "espaguetis". Sirve cubriendo con la salsa y las albóndigas.

Porciones: 3

Tiempo de preparación: 35 a 40 minutos (5 horas en la olla)

Información nutricional (por porción):

Grasas saturadas: 10 g

Proteínas: 20 g

Calorías: 470

Carbohidratos: 12 g

Azúcar: 5 g

Grasas: 35 g

Galletas de boniato titánicas

Ingredientes:

- 1 cucharada de aceite de coco
- 50 ml de leche de coco
- 1 a 1½ cucharadas de canela
- 2 cucharadas de jarabe de arce
- 3 boniatos
- 140 g de harina de almendras
- 1 cucharadita de polvo de hornear
- 60 g de nueces
- 1 huevo

Preparación:

1. Antes que nada, asegúrate de contar con todos los ingredientes. Hierve agua en una cacerola.
2. Pela los boniatos, transfiérelos al agua hirviendo y cocínalos por 20 minutos.

3. Una vez cocidas, aplasta los boniatos para hacer un puré.

4. Este paso es importante. Precalienta el horno a fuego medio-alto. Forra una bandeja para horno con papel vegetal y engrásala con el aceite de coco.

5. Bate los huevos y mézclalos con el jarabe de arce y la leche de coco.

6. Incorpora la harina de almendras, la canela y el polvo de hornear a la mezcla y combina bien.

7. Ahora agrega el puré de boniato y mezcla bien.

8. Ya casi está listo. Solo queda hacer una cosa más. Usa una cuchara para colocar la mezcla en la bandeja para horno. Cada cucharada será una galleta. Asegúrate de no ponerlas demasiado juntas.

9. Hornea durante unos 25 minutos.

Tiempo de preparación: 50 minutos

Porciones: 2 a 3 porciones

"Bollos"

Ingredientes:

* 1/2 cucharadita de pimentón
* 1 a 2 cucharadas de aceite de coco
* 1/2 a 3/4 cucharadita de comino
* Pizca de sal marina
* 1 boniato grande (trata de usar uno redondo; recuerda que su diámetro determinará el tamaño de tus emparedados)

Preparación:

1. Antes que nada, asegúrate de contar con todos los ingredientes. Corta el boniato en rodajas de ¼"/0,5 cm de espesor. Colócalas en una bandeja para horno forrada con papel vegetal.

2. Pinta cada rodaja con aceite de coco y espolvorea con las especias. Haz lo mismo por ambos lados.

3. Este paso es importante. Hornea a 420 °F (200° C) por 35 minutos hasta que se doren por fuera y se cocinen por dentro. Voltéalas tras los primeros 20 minutos.

4. Ahora puede ser necesario subir la temperatura a 400 °F (200° C).

5. Ya casi está listo. Solo queda hacer una cosa más. Cubre una rodaja con el cerdo desmenuzado y agrega otros ingredientes o salsas que desees.

6. Finalmente, corona con otra rodaja de boniato y disfruta.

Porciones: 4 a 5

Tiempo de preparación: 30 a 35 minutos
(7 a 8 horas en la olla)

Información nutricional (por porción):

Carbohidratos: 16 g

Proteínas: 14 g

Grasas: 11,5 g

Calorías: 200

Azúcar: 4,5 g

Grasas saturadas: 7 g